Dieta C[illegible]
Per Principianti

Come Promuovere la Salute Generale del Corpo con Facili e Sane Ricette di Dieta Cheto a Basso Contenuto di Carboidrati

Giulia Ferrero

TABLE OF CONTANTS

PRIMA COLAZIONE

1. Fagioli rossi con i piselli dolci

Tempo di preparazione: 21 minuti

Tempo di cottura: 6 ore

Porzioni: 5

Ingredienti:

- 1 tazza di fagioli rossi essiccati
- 3 brodo di pollo
- 3 cucchiai di concentrato di pomodoro
- 1 cipolla
- 1 cucchiaino di sale
- 1 peperoncino
- 1 cucchiaino di sriracha
- 1 cucchiaio di burro
- 1 cucchiaino di curcuma
- 1 tazza di piselli

Indicazioni:

1. Mettere i fagioli rossi in acqua per 5 ore.
2. Successivamente, scolare i fagioli rossi e metterli nella pentola a cottura lenta.
3. Aggiungere il brodo di pollo, il sale e la curcuma.
4. Chiudere e cuocere i fagioli rossi per 4 ore a modalità HIGH.

5. Nel frattempo, sbucciare la cipolla e affettarla. Unire la cipolla affettata con il concentrato di pomodoro, la sriracha e il burro. Tritare il peperoncino e aggiungerlo al composto di cipolle.
6. Quando il tempo è scaduto, aprire il coperchio della pentola a cottura lenta e aggiungere il composto di cipolle.
7. Mescolare con molta attenzione e chiudere il coperchio della pentola a cottura lenta. Cuocere il piatto per un'altra ora a modalità LOW.
8. Mescolare di nuovo con cura il composto di fagioli rossi e aggiungere i piselli. Cuocere il piatto a modalità LOW per un'altra ora. Dopodiché, mescolare delicatamente il piatto e servire. Gustare!

Nutrizione: Calorie 190 Grassi 3 Carboidrati 1,8 Proteine 11

2. Burrito con avocado

Tempo di preparazione: 18 minuti

Tempo di cottura: 7 ore

Porzioni: 6

Ingredienti:

- 200g petto di pollo
- 1 cucchiaio di peperoncino in scaglie
- 1 cucchiaino di sale
- 1 cucchiaino di cipolla in polvere
- 1 cucchiaino di aglio tritato
- ½ tazza di fagioli bianchi in scatola
- ¼ tazza di piselli
- 1 tazza di brodo di pollo
- ½ avocado snocciolato
- 1 cucchiaino di pepe nero macinato

Indicazioni:

1. Mettere il petto di pollo nella pentola a cottura lenta.
2. Cospargere il petto di pollo con i fiocchi di peperoncino, il sale, la cipolla in polvere, l'aglio tritato e il pepe nero macinato. Aggiungere il brodo di pollo.
3. Chiudere e cuocere il piatto per 2 ore a modalità HIGH.
4. Dopodiché, aprire il coperchio della pentola a cottura lenta e aggiungere i fagioli bianchi e i piselli.

5. Mescolare e chiudere il coperchio. Cuocere il piatto per altre 5 ore a modalità LOW.
6. Quando il tempo è scaduto, rimuovere la carne, i fagioli bianchi e i piselli dalla pentola a cottura lenta. Trasferire i fagioli bianchi e i piselli nelle ciotole da portata.
7. Tagliare il petto di pollo e aggiungerlo anche nelle ciotole.
8. Dopodiché, sbucciare l'avocado e tritarlo. Cospargere le ciotole di burrito preparate con l'avocado tritato. Gustare!

Nutrizione: Calorie 192 Grassi 7 Carboidrati 1.3 Proteine 11

3. Quinoa al curry

Tempo di preparazione: 20 minuti

Tempo di cottura: 9 ore

Porzioni: 7

Ingredienti:

- 200g patata
- 200g cavolfiore
- 1 tazza di cipolla tritata
- 200g ceci in scatola
- 1 tazza di pomodori tritati
- 360g latte di mandorla
- 3 tazze di brodo di pollo
- 8 cucchiai di quinoa
- ⅓ cucchiaio di miso
- 1 cucchiaino di aglio tritato
- 2 cucchiaini di pasta di curry

Indicazioni:

1. Pelare le patate e tritarle.
2. Mettere le patate, la cipolla e i pomodori tritati nella pentola a cottura lenta. Unire il miso, il brodo di pollo e la pasta di curry.
3. Sbattere il composto fino a quando gli ingredienti non si saranno sciolti nel brodo di pollo. Versare anche il brodo di pollo nella pentola a cottura lenta.

4. Separare il cavolfiore nelle cimette.
5. Aggiungere le cimette di cavolfiore e i ceci nella pentola a cottura lenta.
6. Aggiungere il latte di mandorle, la quinoa e l'aglio tritato.
7. Chiudere e cuocere il piatto su LOW per 9 ore.
8. Quando il piatto è cotto, raffreddarlo e poi mescolare delicatamente.
9. Trasferire la quinoa al curry preparata nelle ciotole. Gustare!

Nutrizione: Calorie 262 Grassi 4 Carboidrati 1,8 Proteine 12

4. Prosciutto con pita

Tempo di preparazione: 14 minuti

Tempo di cottura: 1,5 minuti

Porzioni: 6

Ingredienti

- 6 pita di pane a fette
- 200g mozzarella a fette
- 1 cucchiaino di aglio tritato
- 200g prosciutto affettato
- 1 pomodoro grande a fette
- 1 cucchiaio di maionese
- 1 cucchiaio di panna

Indicazioni:

1. Preriscaldare la pentola a cottura lenta su HIGH per 30 minuti.
2. Unire la maionese, la panna e l'aglio tritato.
3. Dopo questo, riempire il pane di pita con la mozzarella a fette, il pomodoro e il prosciutto.
4. Avvolgere il pane di pita nella carta stagnola e metterlo nella pentola a cottura lenta.
5. Chiudere e cuocere il piatto per 1ora e mezza su HIGH.
6. Quindi gettare la pellicola e servire immediatamente le porzioni di pita preparate. Gustare!

Nutrizione: Calorie 273 Grassi 3 Carboidrati 1.0 Proteine 10

5. Polpettone della colazione

Tempo di preparazione: 18 minuti

Tempo di cottura: 7 ore

Porzioni: 8

Ingredienti:

- 340g carne di manzo macinata
- 1 cucchiaino di sale
- 1 cucchiaino di coriandolo macinato
- 1 cucchiaio di senape macinata
- ¼ cucchiaino di peperoncino macinato
- 200g pane bianco
- ½ tazza di latte
- 1 cucchiaino di pepe nero macinato
- 3 cucchiai di salsa di pomodoro

Indicazioni:

1. Tritare il pane bianco e unirlo al latte.
2. Mescolare e mettere da parte per 3 minuti.
3. Nel frattempo, unire la carne macinata, il sale, il coriandolo macinato, la senape macinata, il peperoncino macinato e il pepe nero macinato.
4. Mescolare bene il composto di pane bianco e aggiungerlo alla carne macinata. Coprire la ciotola della pentola a cottura lenta con la carta stagnola.

5. Formare il polpettone e mettere il polpettone crudo nella pentola a cottura lenta, quindi spalmarlo con la salsa di pomodoro.
6. Chiudere il coperchio della pentola a cottura lenta e cuocere.
7. Affettare il polpettone preparato e servire. Gustare!

Nutrizione: Calorie 214 Grassi 14 Carboidrati 1.2 Proteine 9

6. Peperoni ripieni

Tempo di preparazione: 10 minuti

Tempo di cottura: 3 ore

Porzioni: 4

Ingredienti

- 2 peperoni rossi
- 200g pollo allevato a terra
- 100g parmigiano
- 1 cucchiaio di panna acida
- 1 cucchiaio di farina
- 1 uovo
- 2 cucchiaini di latte di mandorle
- 1 cucchiaino di sale
- ½ cucchiaino di pepe nero macinato
- ¼ cucchiaino di burro

Indicazioni:

1. Unire la panna acida con il pollo macinato, la farina, il pepe nero macinato, il latte di mandorle e il burro.
2. Sbattere le uova nella miscela.
3. Staccare i semi dai peperoni e affettarli grossolanamente.
4. Mettere le fette di peperone nella pentola a cottura lenta e riempirle con il composto di pollo macinato.

5. Successivamente, tritare il parmigiano a cubetti e aggiungerli ai peperoni tagliati a fettine.
6. Chiudere e cuocere il piatto per 3 ore su HIGH.
7. Quando il tempo è scaduto, assicurarsi che il pollo macinato sia cotto e il formaggio si sia sciolto. Gustarsi subito il piatto.

Nutrizione: Calorie 261 Grassi 8 Carboidrati 1.3 Proteine 21

7. Hash di cavolfiore a colazione

Tempo di preparazione: 17 minuti

Tempo di cottura: 8 ore

Porzioni: 5

Ingredienti:

- 7 uova
- ¼ tazza di latte
- 1 cucchiaino di sale
- 1 cucchiaino di pepe nero macinato
- ½ cucchiaino di senape macinata
- 200g cavolfiore
- ¼ cucchiaino di fiocchi di peperoncino
- 100g salsicce per la colazione tritate
- ½ cipolla tritata
- 100g formaggio Cheddar sminuzzato

Indicazioni:

1. Lavare accuratamente il cavolfiore e separarlo nelle cimette.
2. Dopodiché, sminuzzare le cimette di cavolfiore.
3. Sbattere le uova e frullare. Aggiungere il latte, il sale, il pepe nero macinato, la senape macinata, i fiocchi di peperoncino e la cipolla tritata nella miscela di uova sbattute.
4. Mettere il cavolfiore sminuzzato nella pentola a cottura lenta.

5. Aggiungere la miscela di uova sbattute. Aggiungere il formaggio grattugiato e le salsicce tritate.
6. Mescolare delicatamente la miscela e chiudere il coperchio della pentola a cottura lenta.
7. Cuocere il piatto su LOW per 8 ore. Quando l'hash di cavolfiore è cotto, rimuoverlo dalla pentola a cottura lenta e mescolare. Gustare!

Nutrizione: Calorie 329 Grassi 16 Carboidrati 1.0 Proteine 23

PRANZO

8. Salmone con limone e aneto

Tempo di preparazione: 15 minuti

Tempo di cottura: 2 ore

Porzioni: 4

Ingredienti:

- Spray da cucina
- 1 cucchiaino di olio d'oliva
- 500g salmone
- 1 cucchiaio di aneto fresco tritato
- Sale e pepe a piacere
- 1 spicchio d'aglio tritato
- 1 limone a fette

Indicazioni:

1. Spruzzare l'olio sulla pentola a cottura lenta.
2. Spennellare entrambi i lati del salmone con olio d'oliva.
3. Condire il salmone con sale, pepe, aneto e aglio
4. Aggiungere alla pentola a cottura lenta.
5. Mettere sopra le fette di limone.
6. Coprire la pentola e cuocere a fuoco alto per 2 ore.

Nutrizione: Calorie 313 Grassi 15,2 g Sodio 102 mg Carboidrati 0,7 g Fibre 0,1 g Proteine 44,2 g Zuccheri 0 g

9. Mix di uova

Tempo di preparazione: 10 minuti

Tempo di cottura: 2 ore

Porzioni: 2

Ingredienti:

- Spray da cucina
- 3 uova sbattute
- ¼ tazza di panna acida
- Un pizzico di sale e pepe nero
- ½ cucchiaino di peperoncino in polvere
- ½ cucchiaino di paprica piccante
- ½ peperone rosso tritato
- ½ cipolla gialla tritata
- 3 pomodorini ciliegino tagliati a cubetti
- 1 cucchiaio di prezzemolo tritato

Indicazioni:

1. In una ciotola mescolare bene le uova con la panna, il sale, il pepe e gli altri ingredienti (tranne lo spray da cucina).
2. Ungere la pentola a cottura lenta con uno spray da cucina, versarvi dentro il composto di uova, spalmare, mescolare, mettere il coperchio e cuocere a fuoco alto per 2 ore.
3. Dividere il composto tra i piatti e servire.

Nutrizione: Calorie 162 Grassi 5 Fibre 7 Carboidrati 1,5 g Proteine 4

10. Pollo intero speziato

Tempo di preparazione: 10 minuti

Tempo di cottura: 8 ore

Porzioni: 6-8

Ingredienti:

- 1 cipolla grande tagliata a fette spesse
- 6 spicchi d'aglio leggermente schiacciati
- 1 tazza di brodo di pollo
- 3 cucchiai di burro non salato sciolto
- 1 cucchiaino di rosmarino essiccato
- 1 cucchiaino di salvia secca
- ½ cucchiaino di timo essiccato
- 1 cucchiaino di sale
- ¼ cucchiaino di pepe nero appena macinato
- 1 pollo (1kg)

Indicazioni:

1. Unire la cipolla, l'aglio e il brodo di pollo nella pentola a cottura lenta.
2. In una piccola ciotola, mescolare insieme il burro, il rosmarino, la salvia, il timo, il sale e il pepe. Strofinare il composto di spezie su tutto il pollo (assicurarsi che sia asciutto prima di farlo). Mettere il pollo, con il petto rivolto verso il basso, sopra la cipolla.

3. Coprire e cuocere a fuoco basso per 8 ore, o fino a quando la parte più spessa della coscia di pollo non raggiunge una temperatura di 75°C.
4. Rimuovere con cautela il pollo e posizionarlo su un vassoio o una teglia da forno bordata. Tendere leggermente il pollo con un foglio di alluminio e lasciarlo riposare per 10 minuti. Eliminare la cipolla, l'aglio e il brodo.

Nutrizione: Calorie 162 Grassi 5 Fibre 7 Carboidrati 1,5 g Proteine 4

11. Spaghetti di pollo al formaggio

Tempo di preparazione: 5 minuti

Tempo di cottura: 8 ore

Porzioni: 6-8

Ingredienti:

- 500g di cosce di pollo con osso e senza pelle e private del grasso in eccesso
- 2 tazze di salsa di pomodoro
- ½ tazza di salsa barbecue
- 200g di pasta per capelli d'angelo
- 2 tazze di formaggio Cheddar tagliente sminuzzato

Indicazioni:

1. Mettere il pollo nella pentola a cottura lenta.
2. In una ciotola capiente, mescolare la salsa di pomodoro e la salsa barbecue. Versare la salsa sul pollo.
3. Coprire e cuocere a fuoco basso per 8 ore.
4. Trasferire con cura il pollo su un tagliere.
5. Rompere la pasta con i capelli d'angelo in pezzi da 2,5 cm. Aggiungere alla pentola a cottura lenta. Mescolare la salsa sulle tagliatelle. Coprire e accendere la pentola a cottura lenta per 10 minuti.
6. Rimuovere le ossa e la cartilagine dal pollo. Sminuzzare il pollo con due forchette o tagliarlo a pezzetti.

7. Una volta che la pasta è cotta (circa 10 minuti), rimettere il pollo sminuzzato nella pentola a cottura lenta e aggiungere il formaggio. Versare sui piatti da portata e servire.

Nutrizione: Calorie 213 Grassi 4 Fibre 8 Carboidrati 2.9 Proteine 14

12. Giroscopi di pollo

Tempo di preparazione: 10 minuti

Tempo di cottura: 8 ore

Porzioni: 6

Ingredienti:

- 500g di cosce di pollo disossate e senza pelle e private del grasso in eccesso
- 1 cipolla grande tagliata a metà e affettata sottilmente
- ¼ tazza di olio d'oliva
- 2 cucchiai di succo di limone fresco
- 2 cucchiaini di aglio in polvere
- 1 cucchiaino di origano essiccato
- ½ cucchiaino di sale più una quantità per condire
- ¼ cucchiaino di pepe nero appena macinato più una quantità per condire
- 6 pita di pane scaldate
- Salsa Tzatziki per servire

Indicazioni:

1. Mettere il pollo e la cipolla nella pentola a cottura lenta.
2. In una piccola ciotola, sbattere insieme l'olio d'oliva, il succo di limone, l'aglio in polvere, l'origano, il sale e il pepe. Versare il composto sul pollo e la cipolla e mescolare per ricoprire.

3. Coprire e cuocere a fuoco basso per 8 ore o finché il pollo non sarà tenero.
4. Trasferire il pollo su un tagliere. Tagliare il pollo con due forchette, quindi rimetterlo nella pentola a cottura lenta. Agitare.
5. Condire con altro sale e pepe, se necessario. Servire il pollo e le cipolle con la pita e passare la salsa Tzatziki e le verdure tritate, se lo si desidera.

Nutrizione: Calorie 324 Grassi 6 Fibre 11 Carboidrati 1.9 Proteine 19

13. Cosce di pollo al cocco

Tempo di preparazione: 10 minuti

Tempo di cottura: 6 ore

Porzioni: 5

Ingredienti:

- 1 lattina (380ml) di latte di cocco mescolato
- 2 cucchiai di salsa Sriracha
- 1 cucchiaio di pasta di peperoncino all'aglio tailandese
- 1 cucchiaio di tamari o salsa di soia a basso contenuto di sodio
- 1 cucchiaino di basilico essiccato
- Da 500g a 1kg di cosce di pollo
- Riso al vapore per servire (facoltativo)
- Coriandolo fresco tritato per guarnire (facoltativo)

Indicazioni:

1. Unire il latte di cocco, la salsa Sriracha, la pasta di peperoncino all'aglio thailandese e il tamari nella pentola a cottura lenta. Mescolare per amalgamare.
2. Usando un doppio strato di carta assorbente, togliere la pelle dalle cosce di pollo. Aggiungere le cosce di pollo ora senza pelle nella pentola a cottura lenta, adagiandole nella salsa.
3. Coprire e cuocere a fuoco basso per 6 ore.
4. Se lo si desidera, servire il pollo e la salsa sul riso e guarnire con il coriandolo.

Nutrizione: Calorie 178 Grassi 9 Fibre 16 Carboidrati 4 Proteine 19

14. Pollo all'aglio e lime

Tempo di preparazione: 5 minuti

Tempo di cottura: 6 ore

Porzioni: 4

Ingredienti:

- 500g di cosce di pollo disossate e senza pelle e private del grasso in eccesso
- ½ tazza di tamari o salsa di soia a basso contenuto di sodio
- ¼ tazza di succo di lime fresco
- 1 cucchiaio di salsa Worcestershire
- 2 spicchi d'aglio tritati
- 1 cucchiaio di zucchero di canna
- ½ cucchiaino di pepe nero appena macinato
- 2 cucchiai di amido di mais
- 2 cucchiai d'acqua

Indicazioni:

1. Mettere le cosce di pollo nella pentola a cottura lenta.
2. In una ciotola media, sbattere insieme il tamari, il succo di lime, la salsa Worcestershire, l'aglio, lo zucchero di canna e il pepe. Versare il composto sul pollo.
3. Coprire e cuocere a fuoco basso per 6 ore o finché il pollo non è tenero.

4. Accendere la pentola a cottura lenta. In una piccola ciotola, sbattere insieme l'amido di mais e l'acqua. Mescolare la farina di amido di mais nel liquido nella pentola a cottura lenta. Lasciare addensare la salsa per 10 minuti.
5. Servire il pollo con la salsa.

Nutrizione: Calorie 321 Grassi 9 Fibre 13 Carboidrati 3.5 Proteine 23

15. Pollo e Broccoli

Tempo di preparazione: 10 minuti

Tempo di cottura: 6 ore

Porzioni: 6

Ingredienti:

- 1 tazza di brodo di pollo
- ½ tazza di salsa di ostriche
- ¼ tazza di tamari o salsa di soia a basso contenuto di sodio
- ¼ tazza di zucchero di canna
- 1 cucchiaino di olio di sesamo tostato
- 1 cucchiaino di aglio in polvere
- 500g di cosce di pollo disossate e senza pelle, private del grasso in eccesso e tagliate a pezzetti
- 2 cucchiai di amido di mais
- 2 cucchiai d'acqua
- 1 confezione (450g) di cimette di broccoli congelati

Indicazioni:

1. Unire il brodo di pollo, la salsa di ostriche, il tamari, lo zucchero di canna, l'olio di sesamo e l'aglio in polvere nella pentola a cottura lenta. Sbattere fino a che il composto non diventa liscio. Aggiungere i pezzi di pollo e mescolare per ricoprire con la salsa.
2. Coprire e cuocere a fuoco basso per 6 ore o finché il pollo non è tenero.

3. Rimuovere il coperchio e accendere la pentola. Preparare un impasto di amido di mais mescolandolo insieme con l'acqua in una piccola ciotola. Aggiungere la sospensione al liquido nella pentola a cottura lenta e frullare finché non si scioglie.
4. Versare i broccoli in uno scolapasta. Far scorrere l'acqua calda sui broccoli finché non si sono riscaldati. Scuotere l'acqua in eccesso e poi mescolare i broccoli nella pentola a cottura lenta. Coprire e cuocere a fuoco alto per 10 minuti, o fino a quando i broccoli non sono cotti e la salsa viene addensata dall'amido di mais. Servire.

Nutrizione: Calorie 213 Grassi 11 Fibre 13 Carboidrati 3.8 Proteine 23

16. Pollo al miele e aglio

Tempo di preparazione: 10 minuti

Tempo di cottura: 6 ore

Porzioni: 6-8

Ingredienti:

- 500g di cosce di pollo disossate o con osso, senza pelle e private del grasso in eccesso
- ¼ tazza di farina per tutti gli usi
- ⅓ tazza di miele
- ⅓ di tazza di tamari o salsa di soia a basso contenuto di sodio
- ⅓ di tazza di succo di limone fresco
- 1 cucchiaio di tapioca istantanea
- 2 cucchiaini di aglio in polvere

Indicazioni:

1. Immergere le cosce di pollo nella farina e metterle nella pentola a cottura lenta.
2. In una piccola ciotola, sbattere insieme il miele, il tamari, il succo di limone, la tapioca e l'aglio in polvere. Versare la salsa sul pollo.
3. Coprire e cuocere a fuoco basso per 6 ore o finché il pollo non è tenero. Servire il pollo con la salsa.

Nutrizione: Calorie 365 Grassi 13, Fibre 9 Carboidrati 3,6 Proteine 12

17. Ali di Jalapeno aromatizzate

Tempo di preparazione: 10 minuti

Tempo di cottura: 3 ore

Porzioni: 4

Ingredienti:

- 1 peperone jalapeño a dadini
- ½ tazza di coriandolo fresco tagliato a dadini
- 3 cucchiai di olio di cocco
- Succo di 1 lime
- 2 spicchi d'aglio pelati e tritati
- Sale e pepe nero macinato qb
- 500g ali di pollo
- Spicchi di lime per servire
- Maionese per servire

Indicazioni:

1. Iniziare gettando tutti gli ingredienti nella ciotola grande e mescolare bene.
2. Coprire le ali e farle marinare in frigorifero per 2 ore.
3. Ora aggiungere le ali insieme alla loro marinata nella pentola a cottura lenta.
4. Coprire e cuocere per 3 ore su LOW.
5. Guarnire a piacere.
6. Servire caldo.

Nutrizione: Calorie 246 Grassi 7,4 g Carboidrati 4 g Zucchero 6,5 g Fibre 2,7 g Proteine 37,2 g

CENA

18. Branzino in salsa di crema di cocco

Tempo di preparazione: 5 minuti

Tempo di cottura: 1 ora

Porzioni: 3

Ingredienti:

- Branzino da 500g catturato in natura
- 5 peperoni jalapeno
- 4 gambi di cavolo cinese
- 2 gambi di scalogno affettati
- 1 cucchiaio di zenzero grattugiato
- 1½ cucchiaino di sale
- 1 cucchiaio di salsa di pesce non zuccherata
- 2 tazze di crema al cocco

Indicazioni:

1. Mescolare insieme tutti gli ingredienti (tranne il cavolo cinese e il pesce) in una ciotola e aggiungere questa miscela in una pentola a cottura lenta da 6 quarti.
2. Collegare la pentola a cottura lenta, quindi aggiungere il pesce e il cavolo cinese, chiudere con il coperchio.
3. Cuocere il branzino per 1 ora e 30 minuti, o fino a cottura.
4. Servire subito.

Nutrizione: Calorie: 315 Grassi: 17 g Proteine: 15 g Carboidrati: 2,4 g Fibre: 17 g Zucchero: 3,2 g

19. Spezzatino di manzo e zucca

Tempo di preparazione: 5 minuti

Tempo di cottura: 4 ore

Porzioni: 4

Ingredienti:

- Cucchiaino di salvia
- cucchiaino di erbe miste
- Cucchiai di rosmarino
- Cucchiai di timo
- 6 cucchiai di olio di cocco
- 200 g di zucca
- 300 g di bistecca in umido
- Sale e pepe qb

Indicazioni:

1. Eliminare ogni eccesso di grasso dalla bistecca stufata, quindi trasferirla nella pentola.
2. Condire la bistecca con metà dell'olio di cocco e poi con sale e pepe.
3. Coprire la pentola e cuocere a fuoco alto per 1 ora.
4. Rimuovere la bistecca dalla pentola di terracotta su un piatto da portata insieme a tutto il condimento rimanente e l'olio di cocco.
5. Mescolare il tutto, quindi trasferire di nuovo nella pentola con la zucca e cuocere per 3 ore a fuoco basso.
6. Servire con erbe fresche miste e gustare.

Nutrizione: Calorie: 324 Carboidrati: 3,7 g Grassi: 11 g Proteine: 23 g

20. Zuppa di paperoni al pepe a basso contenuto di carboidrati

Tempo di preparazione: 10 minuti

Tempo di cottura: 7 ore

Porzioni: 8

Ingredienti:

- ¼ cucchiaino di paprica
- ½ cucchiaino di pepe
- ½ cipolla tritata
- ½ cucchiaino di gomma xantana
- ½ peperone verde tritato
- ½ tazza di panna da montare pesante
- 225g di pancetta cotta e sbriciolata
- ¾ tazza di formaggio Cheddar
- ¾ tazza di formaggio Monterrey Jack
- cucchiaino di sale
- 1 cucchiaino di cumino
- Petti di pollo disossati da 680g
- Spicchi d'aglio tritati
- Jalapenos seminati e tritati
- 1 cucchiaio burro
- 3 tazze di brodo di pollo
- 170g crema di formaggio

Indicazioni:

1. Sciogliere il burro, quindi cuocere i peperoni verdi, il condimento, i jalapenos e le cipolle fino a renderli traslucidi in una padella di medie dimensioni.
2. Versare il composto nella pentola, quindi aggiungere il brodo di pollo e il petto.
3. Coprire la pentola, quindi cuocere per 3-4 ore a fuoco alto, o 6-7 ore a fuoco basso.
4. Separare il pollo e sminuzzarlo, quindi rimetterlo nella pentola.
5. Aggiungere la panna montata pesante, la crema di formaggio, i formaggi rimanenti, la pancetta, quindi mescolare fino a quando il formaggio non si scioglie.
6. Cospargere la zuppa con gomma xantana per addensare, quindi lasciarla cuocere a fuoco lento scoperto per 10 minuti.
7. Servire, guarnendo con formaggio Cheddar, pancetta o jalapenos e gustare.

Nutrizione: Calorie: 240 Carboidrati: 1 g Grassi: 20 g Proteine: 11 g

21. Zuppa di manzo magro e verdure miste

Tempo di preparazione: 8 minuti

Tempo di cottura: 6 ore

Porzioni: 6

Ingredienti:

- ½ cucchiaino di sale all'aglio (facoltativo)
- 1 cipolla piccola sbucciata
- 1 peperone verde a dadini
- 1 cucchiaino di condimento all'aglio e alle erbe
- 1 zucchina piccola tagliata a rondelle
- 1 lattina di fagioli cannellini sciacquati e scolati
- 1 zucca gialla piccola tagliata a rondelle
- 1 (400g) pomodoro arrostito tagliato a cubetti
- 1 kg di carne di manzo in umido
- 1-2 cucchiaini di pepe macinato
- 1-3 foglie di alloro
- Tazze di verdure miste surgelate
- Tazze di brodo di manzo a basso contenuto di sale
- Spicchi d'aglio sbucciati e tritati

Indicazioni:

1. Aggiungere tutti gli ingredienti tranne le zucchine, i fagioli cannellini, le verdure miste e la zucca gialla nella pentola.

2. Coprire la pentola, quindi cuocere a fuoco alto per 4 ore.
3. Dopo 4 ore, aggiungere le zucchine, i fagioli cannellini, la zucca gialla e le verdure miste.
4. Condire a piacere e cuocere a fuoco alto per altre 2 ore.
5. Una volta fatto, mescolare e servire.

Nutrizione: Calorie: 50 Carboidrati: 1 g Grassi: 0 g Proteine: 2 g

22. Consommé sontuoso di prosciutto e lenticchie

Tempo di preparazione: 15 minuti

Tempo di cottura: 11 ore

Porzioni: 6

Ingredienti:

- 8 cucchiaini di salsa di pomodoro
- 1 cipolla in tazza tagliata a dadini
- 1 tazza di lenticchie secche
- 1 tazza d'acqua
- 1 tazza di sedano tritato
- ½ cucchiaino di basilico essiccato
- 900ml di brodo di pollo
- 1 tazza di carote a dadini
- ¼ cucchiaino di timo essiccato
- ¼ cucchiaino di pepe nero
- Spicchi d'aglio tritati
- ½ cucchiaino di origano essiccato
- 1 ½ tazza di prosciutto cotto a dadini
- 1 foglia di alloro

Indicazioni:

1. Mettere tutti gli ingredienti per il fissaggio nella pentola a cottura lenta e mescolare molto bene per amalgamare.

2. Cuocere per 11 ore, a fuoco basso. Togliere la foglia di alloro prima di servirla.

Nutrizione: Calorie: 194 Carboidrati: 2,1 g Grassi: 4 g Proteine: 20 g

23. Stufato di maiale in pentola di coccio con tapioca

Tempo di preparazione: 15 minuti

Tempo di cottura: 10 ore

Porzioni: 6

Ingredienti:

- 3 cucchiai di tapioca a cottura rapida
- 1 cucchiaio di olio vegetale
- ¼ cucchiaino di pepe
- 1 cipolla grande tritata
- 650g di carne di maiale in umido tagliata a pezzetti
- 50g di salsa Worcestershire
- 1 gambo di sedano tritato
- Carote a fette
- 1 cucchiaio di granuli di brodo di manzo
- Patate rosse cubetti
- 3 tazze di succo di verdura

Indicazioni:

1. Scaldare l'olio a fuoco medio-alto usando un forno olandese; rosolare la carne su tutti i lati.
2. Mescolare la carne di manzo rosolata con tutti gli altri ingredienti nella pentola.
3. Coprire e cuocere a fuoco basso per 9-10 ore.

Nutrizione: Calorie: 190 Carboidrati: 0 g Grassi: 10 g Proteine: 23 g

24. Zuppa di manzo, verdure e orzo

Tempo di preparazione: 15 minuti

Tempo di cottura: 8 ore

Porzioni: 10

Ingredienti:

- Confezionare verdure miste surgelate
- Pepe nero macinato qb
- 1 mandrino di manzo arrosto
- 1 cipolla tritata
- Sale qb
- ½ tazza d'orzo
- 4 tazze d'acqua
- 1 umido pomodoro in umido
- 1 foglia di alloro
- Gambi di sedano tritati
- ¼ cucchiaino di pepe nero macinato
- 150g carote tagliate
- 4 cubetti da brodo di manzo dado
- 2 cucchiai di olio
- 1 cucchiaio di zucchero bianco

Indicazioni:

1. Condire la carne con sale, aggiungendo alloro e orzo nell'ultima ora; cuocere la carne nella pentola a cottura lenta per 8 ore, o finché non diventa tenera.
2. Mettere da parte la carne di manzo; tenere da parte anche il brodo.
3. Mescolare la cipolla, il sedano, le carote e il mix di verdure surgelate fino a renderle morbide.
4. Aggiungere i cubetti di brodo, il pepe, l'acqua, il sale, il composto di manzo, il composto di orzo, i pomodori spezzettati in umido e il brodo.
5. Portare a ebollizione e cuocere a fuoco basso per 20 minuti.

Nutrizione: Calorie: 69 Carboidrati: 1g Grassi: 2g Proteine: 5g

25. Deliziosa zuppa di pollo con citronella

Tempo di preparazione: 5 minuti

Tempo di cottura: 8 ore

Porzioni: 10

Ingredienti:

- 1 gambo di citronella tagliato a pezzi grossi
- 1 pollo intero
- 1 cucchiaio di sale
- 5 fette spesse di zenzero fresco
- 20 foglie di basilico fresco (10 per pentola a cottura lenta; 10 per speziare)
- 1 lime

Indicazioni:

1. Mettere la citronella, lo zenzero, 10 foglie di basilico, il sale e il pollo nella pentola a cottura lenta.
2. Riempire la pentola a cottura lenta con acqua. Bollire la miscela di pollo per 8-10 ore.
3. Versare la zuppa in una ciotola e aggiustare di sale a piacere. Aggiungere il succo di lime a piacere e aromatizzare con le foglie di basilico tritate.

Nutrizione: Calorie: 105 Carboidrati: 1 g Grassi: 2 g Proteine: 15 g

26. Zuppa di patate pancetta e formaggio

Tempo di preparazione: 15 minuti

Tempo di cottura: 10 ore

Porzioni: 8

Ingredienti:

- 500g di patate da forno grandi sbucciate e tagliate a cubetti da 1,5 cm
- ¼ tazza di erba cipollina fresca tritata
- 8 fette di pancetta tagliata a dadini
- Brodo di pollo a ridotto contenuto di sodio in cartone, suddiviso
- ½ tazza di latte
- 1 cipolla tritata finemente
- 1 confezione formaggio Cheddar triplo grattugiato, diviso
- ½ tazza di panna acida
- 2 cucchiai di farina

Indicazioni:

1. Mescolare la pancetta a fuoco medio in una padella larga. Rimuovere la pancetta con la schiumarola e lasciare il gocciolamento nella padella.
2. Soffriggere le cipolle nella padella per pochi minuti finché non saranno morbide e croccanti. Aggiungere la farina e cuocere per 1 minuto, mescolando spesso.

3. Aggiungere 1 tazza del brodo di pollo e cuocere per 2-3 minuti o finché la salsa non è densa e sobbolle. Versare la salsa nella pentola a cottura lenta.
4. Aggiungere il brodo di pollo e le patate rimanenti e cuocere, con il coperchio, nella pentola a cottura lenta per 8-10 ore a fuoco basso.
5. Trasferire 4 tazze di patate in una ciotola e schiacciarle fino a renderle omogenee, aggiungendo 1,5 tazze di formaggio al composto rimanente nella pentola a cottura lenta; mescolare fino a quando non si scioglie.
6. Mescolare il purè di patate nella pentola a cottura lenta con il latte aggiunto e cuocere di nuovo per 5 minuti con il coperchio.
7. Mettere nel microonde la pancetta in un piatto adatto e cuocere 30 secondi, o finché non si riscalda.
8. Servire la zuppa con pancetta, usando panna acida, erba cipollina e formaggio rimanente come condimento.

Nutrizione: Calorie: 100 Carboidrati: 1,8 g Grassi: 0 g Proteine: 2 g

27. Gustosa zuppa di pomodoro con parmigiano e basilico

Tempo di preparazione: 15 minuti

Tempo di cottura: 3 ore

Porzioni: 6

Ingredienti:

- 790g di pomodori tritati
- ½ tazza di panna
- ½ tazza di parmigiano grattugiato
- 10-12 foglie di basilico grandi
- 3 cucchiai di aglio tritato
- 2-3 porzioni di eritritolo
- ½ cucchiaio di timo essiccato
- ¼ cucchiaino di fiocchi di peperone rosso
- 1 cucchiaio di cipolla in polvere

Indicazioni:

1. Aggiungere tutti gli ingredienti (tranne il parmigiano e la panna) nella pentola e cuocere a fuoco vivo per 3 ore.
2. Aggiungere il formaggio e la panna e mescolare. Aggiustare di condimento a piacere.
3. Gustare.

Nutrizione: Calorie: 110 Carboidrati: 1,6 g Grassi: 3 g Proteine: 5 g

28. Zuppa di pollo e tortilla

Tempo di preparazione: 7 minuti

Tempo di cottura: 2 ore e 10 minuti

Porzioni: 6

Ingredienti:

- 1 cipolla dolce a dadini
- 1 cucchiaino di cumino
- 1 cucchiaino di peperoncino in polvere
- 1 mazzetto di coriandolo tritato finemente
- 1 (790g) lattina di pomodori a cubetti
- 1-2 tazze d’acqua
- 2 tazze di sedano tritato
- 2 tazze di carote sminuzzate
- 2 cucchiai di concentrato di pomodoro
- 2 jalapenos a dadini e privati dei semi
- 2 grossi petti di pollo con la pelle tagliati a strisce di 1,5 cm
- 4 spicchi d’aglio tritati
- 900ml di brodo di pollo biologico
- Olio d’oliva
- Sale marino e pepe fresco spezzettato a piacere

Indicazioni:

1. Versare un goccio di olio d'oliva, ¼ di tazza di brodo di pollo, l'aglio, le cipolle, il pepe, il jalapeño e il sale marino in un forno olandese e cuocere a fuoco medio-alto fino a renderli morbidi.
2. Trasferire il composto nella pentola di terracotta con gli ingredienti rimanenti e cuocere per 2 ore a fuoco basso.
3. Tagliare il pollo in pezzi, quindi guarnire con il coriandolo, le fette di avocado e gustarlo.

Nutrizione: Calorie: 130 Carboidrati: 1,6 g Grassi: 5 g Proteine: 8 g

29. Pollo in salsa verde e coriandolo

Tempo di preparazione: 12 minuti

Tempo di cottura: 6 ore

Porzioni: 9

Ingredienti:

- ¼ cucchiaino di sale marino
- 500g di pollo disossato tritato
- 3 cucchiai di burro, divisi
- 3 cucchiai di coriandolo ben tritato, divisi
- 5 spicchi d'aglio tritati e divisi
- 1 cucchiaio in più di coriandolo per guarnire
- 1 ½ tazze di salsa verde

Indicazioni:

1. Sciogliere 2 cucchiai di burro nella pentola a cottura lenta su HIGH.
2. Aggiungere 4 spicchi dell'aglio insieme a 2 cucchiai di coriandolo, quindi mescolare.
3. Utilizzare un fornello, sciogliere 1 cucchiaio di burro in una padella grande a fuoco medio-alto e aggiungere 1 cucchiaio di aglio e coriandolo tritati.
4. Aggiungere il pollo tritato, quindi rosolare finché tutti i lati non saranno dorati, ma non totalmente cotti.
5. Aggiungere la miscela di coriandolo, aglio e burro con il pollo rosolato nella pentola.

6. Versare la salsa verde e mescolare.
7. Coprire la pentola e cuocere a fuoco alto per 2 ore, quindi ridurre a una temperatura bassa per 3-4 ore in più.
8. Servire il pollo verde in un letto di lattuga o sopra il riso al cavolfiore.

Nutrizione: Calorie: 140 Carboidrati: 5 g Grassi: 4 g Proteine: 18 g

RICETTE PER SPUNTINI

30. Polpette di zucchine con capperi e pancetta

Tempo di preparazione: 3 ore

Tempo di cottura: 20 minuti

Porzioni: 10

Ingredienti:

- 2 zucchine sminuzzate
- 2 fette di pancetta tritate
- ½ tazza di crema di formaggio a temperatura ambiente
- 1 tazza di fontina
- ¼ tazza di capperi
- 1 spicchio d'aglio schiacciato
- ½ tazza di parmigiano grattugiato
- ½ cucchiaino semi di papavero
- ¼ cucchiaino erba secca di aneto
- ½ cucchiaino cipolla in polvere
- Sale e pepe nero qb
- 1 tazza di cotiche di maiale schiacciate

Indicazioni:

1. Preriscaldare il forno a 200°C.

2. Mescolare bene le zucchine, i capperi, ½ di parmigiano, l'aglio, la crema di formaggio, la pancetta e la fontina fino a ottenere un composto omogeneo.
3. Formare delle palline con il composto.
4. Mettere in frigorifero per 3 ore.
5. In una terrina, mescolare il restante parmigiano, le cotiche tritate, l'aneto, il pepe nero, la cipolla in polvere, i semi di papavero e il sale.
6. Rotolare la palla di formaggio nella miscela di parmigiano per ricoprire.
7. Disporre in una pirofila unta in un unico strato e cuocere in forno per 15-20 minuti, agitando una volta.

Nutrizione: Calorie: 227 Grassi: 12,5 g Fibre: 9,4 g Carboidrati: 4,3 g Proteine: 14,5 g

31. Bombe alla fragola

Tempo di preparazione: 30 minuti

Tempo di cottura: 0 minuti

Porzioni: 6

Ingredienti:

- 100 g di fragole
- 100 g di crema di formaggio
- 50 g di burro
- 2 cucchiai eritritolo in polvere
- ½ cucchiaino di estratto di vaniglia

Indicazioni:

1. Mettere la crema di formaggio e il burro (tagliato a pezzetti) in una terrina.
2. Lasciar riposare da 30 a 60 minuti a temperatura ambiente.
3. Nel frattempo lavare le fragole e eliminare le parti verdi.
4. Versare in una ciotola e lavorare in una purea con una porzione di olio o un mixer.
5. Aggiungere la polvere di eritritolo e l'estratto di vaniglia e mescolare bene.
6. Mescolare le fragole con gli altri ingredienti e assicurarsi che abbiano raggiunto la temperatura ambiente.
7. Mettere la crema di formaggio e il burro in un contenitore.
8. Mescolare con uno sbattitore manuale o un robot da cucina fino a ottenere una massa omogenea.

9. Versare il composto in piccoli stampini in silicone per muffin. Congelare.

Nutrizione: Calorie: 95 Grassi: 9,1 g Fibre: 4,1 g Carboidrati: 0,9 g Proteine: 2,1 g

32. Cavolo nero e pancetta

Tempo di preparazione: 5 minuti

Tempo di cottura: 25 minuti

Porzioni: 6

Ingredienti:

- 400 g di cavolo nero
- a 2 cucchiaini di sale
- cucchiaio da tavola burro
- 50 g di pancetta

Indicazioni:

1. Rimuovere i gambi e le coste grossolane dal cavolo e strappare le foglie in pezzi di 5 cm.
2. Lavare accuratamente le foglie di cavolo nero e asciugarle in una centrifuga per insalata.
3. Mettere il burro in una padella con il grasso di pancetta e scaldarlo a fuoco basso. Salare e mescolare bene.
4. Mettere da parte e lasciar raffreddare.
5. Riporre il cavolo nero in un sacchetto con cerniera e versarci dentro la miscela, liquida e raffreddata, di grasso di pancetta e burro.
6. Chiudere la busta con cerniera e scuotere delicatamente le foglie di cavolo con la miscela di burro. Le foglie dovrebbero assumere un colore lucido a causa di una pellicola di grasso uniforme.

7. Mettere le foglie di cavolo nero su una teglia e cospargere di sale a piacere.
8. Cuocere per 25 minuti o fino a quando le foglie non diventano marroni e croccanti.
9. Lasciar raffreddare, dividere nelle porzioni consigliate e conservare in un contenitore ermetico.

Nutrizione: Calorie: 59 Grassi: 2,1 g Fibre: 4,5 g Carboidrati: 0,9 g Proteine: 0,4 g

RICETTE DI VERDURE

33. Cavolfiore con formaggio Gouda

Tempo di preparazione: 15 minuti

Tempo di cottura: 15 minuti

Porzioni: 4

Ingredienti:

- 2 teste di cavolfiore tagliate a cimette
- ⅓ di tazza di burro a cubetti
- 2 cucchiai burro fuso
- 1 cipolla bianca tritata
- Sale e pepe nero qb
- ¼ di latte di mandorle
- ½ tazza di farina di mandorle
- 1 ½ tazza di formaggio Gouda grattugiato

Indicazioni:

1. Preriscaldare il forno a 200°C e mettere le cimette di cavolfiore in una grande ciotola adatta al microonde.
2. Cospargere con un po' d'acqua e cuocere a vapore nel microonde per 4-5 minuti.
3. Sciogliere ⅓ di tazza di burro in una casseruola a fuoco medio e rosolare la cipolla per 3 minuti.

4. Aggiungere il cavolfiore, condire con sale e pepe nero e mescolare con il latte di mandorle. Far bollire per 3 minuti.
5. Mescolare il restante burro fuso con la farina di mandorle.
6. Incorporare il cavolfiore e metà del formaggio. Cospargere la parte superiore con il formaggio rimasto e infornare per 10 minuti, fino a quando il formaggio non si sarà sciolto e dorato.
7. Impiattare la torta e servire con insalata.

Nutrizione: Calorie: 349 Grassi: 9,4 g Fibre: 12,1 g Carboidrati: 4,1 g Proteine: 10 g

34. Lasagna di spinaci e zucchine

Tempo di preparazione: 15 minuti

Tempo di cottura: 30 minuti

Porzioni: 4

Ingredienti:

- 2 zucchine affettate
- Sale e pepe nero qb
- 2 tazze di ricotta
- 2 tazze di mozzarella grattugiata
- 3 tazze di salsa di pomodoro
- 1 tazza di spinaci baby

Indicazioni:

1. Lasciare riscaldare il forno a 200°C e ungere una pirofila con dello spray da cucina.
2. Mettere le fette di zucchine in uno scolapasta e cospargere di sale.
3. Lasciar riposare e scolare il liquido per 5 minuti e asciugare tamponando con carta assorbente.
4. Mescolare la ricotta, la mozzarella, il sale e il pepe nero per unire uniformemente e distribuire ¼ di tazza della miscela sul fondo della teglia.
5. Adagiare ⅓ delle fette di zucchine sopra, distribuire poi 1 tazza di salsa di pomodoro e cospargere ⅓ di tazza di spinaci ancora sopra. Ripetere il processo.

6. Ungere un'estremità della pellicola con uno spray da cucina e coprire la teglia con la pellicola.
7. Lasciare cuocere per circa 35 minuti; si può cuocere ulteriormente per 5-10 minuti, o fino a quando il formaggio non avrà un bel colore dorato.
8. Togliere la pirofila, lasciar riposare per 5 minuti, fare delle fette di lasagna di zucchine e servire tiepide.

Nutrizione: Calorie: 376 Grassi: 14,1 g Fibre: 11,3 g Carboidrati: 2,1 g Proteine: 9,5 g

35. Couscous di cavolfiore al limone con Halloumi

Tempo di preparazione: 5 minuti

Tempo di cottura: 5 minuti

Porzioni: 2

Ingredienti:

- 100g di halloumi a fette
- 1 testa di cavolfiore tagliata a piccoli fiori
- ¼ tazza di coriandolo tritato
- ¼ tazza di prezzemolo tritato
- ¼ tazza di menta tritata
- ½ limone spremuto
- Sale e pepe nero qb
- Avocado a fette per guarnire

Indicazioni:

1. Riscaldare la padella e aggiungere l'olio.
2. Aggiungere l'halloumi e friggere su entrambi i lati fino a doratura, mettere da parte. Spegnere il fuoco.
3. Quindi, versare le cimette di cavolfiore in un robot da cucina e frullare finché non si sbriciolano e assomigliano al cuscus.
4. Trasferire in una ciotola e cuocere a vapore nel microonde per 2 minuti.
5. Dovrebbero essere leggermente cotti ma croccanti.

6. Incorporare il coriandolo, il prezzemolo, la menta, il succo di limone, il sale e il pepe nero.
7. Guarnire il cuscus con fette di avocado e servire con halloumi grigliato e salsa di verdure.

Nutrizione: Calorie: 312 Grassi: 9,4 g Fibre: 11,9 g Carboidrati: 1,2 g Proteine: 8,5 g

RICETTE DI POLLAME

36. Parmigiana di pollo

Tempo di preparazione: 15 minuti

Tempo di cottura: 25 minuti

Porzioni: 5

Ingredienti:

- 200g petti di pollo senza pelle e disossati nutriti con erba
- 1 uovo BIO grande sbattuto
- ½ tazza di farina di mandorle sbollentata superfine
- ¼ tazza di parmigiano grattugiato
- ½ cucchiaino di prezzemolo essiccato
- ½ cucchiaino di paprica
- ½ cucchiaino di aglio in polvere
- Sale e pepe nero macinato qb
- ¼ tazza di olio d'oliva
- 1 tazza di salsa di pomodoro senza zucchero
- 100g di mozzarella affettata sottilmente
- 2 cucchiai di prezzemolo fresco tritato

Indicazioni:

1. Preriscalda il forno a 200°C.
2. Disporre un petto di pollo tra 2 fogli di carta forno.

3. Con un batticarne, pestare il petto di pollo in uno spessore di 1,5 cm.
4. Ripetere con i restanti petti di pollo.
5. Aggiungere l'uovo sbattuto in un piatto fondo.
6. Mettere la farina di mandorle, il parmigiano, il prezzemolo, le spezie, il sale e il pepe nero in un altro piatto basso e mescolare bene.
7. Immergere i petti di pollo nell'uovo sbattuto e poi ricoprirli con la miscela di farina.
8. Scaldare l'olio in un wok profondo a fuoco medio-alto e friggere i petti di pollo per circa 3 minuti per lato.
9. I petti di pollo devono essere trasferiti su un piatto rivestito di carta assorbente per scolare.
10. Sul fondo di una casseruola, posizionare circa ½ tazza di salsa di pomodoro e distribuire uniformemente.
11. Disporre i petti di pollo sulla salsa marinara in un unico strato.
12. Mettere sopra la salsa e le fette di mozzarella.
13. Cuocere per circa 20 minuti o fino a cottura completa.
14. Sfornare e servire caldo con la guarnizione di prezzemolo.

Nutrizione: Calorie: 398 Grassi: 15,1 g Fibre: 9,4 g Carboidrati: 4,1 g Proteine: 15,1 g

37. Ricetta di tacchino ai peperoni

Tempo di preparazione: 10 minuti

Tempo di cottura: 25 minuti

Porzioni: 5

Ingredienti:

- 3 cucchiaini di olio d'oliva
- 1 tazza di peperoni affettati
- 1 cipolla gialla affettata sottilmente
- 680 g di petto di tacchino
- Sale marino e pepe nero macinato qb
- 1 tazza di brodo di ossa di pollo
- 1 tazza di doppia panna
- ½ tazza di formaggio svizzero sminuzzato

Indicazioni:

1. Scaldare 2 cucchiaini di olio d'oliva in una padella soffriggere a fuoco moderato. Soffriggere i peperoni e la cipolla finché non si saranno ammorbiditi; riservare.
2. Nella stessa padella, scaldare il restante cucchiaino di olio d'oliva e rosolare i petti di tacchino fino a quando non saranno più rosati.
3. Disporre i peperoni e le cipolle in una teglia leggermente unta. Aggiungere il petto di tacchino e cospargere con sale e pepe.

4. Mescolare il brodo di ossa di pollo con la doppia panna; versare il composto sui petti di tacchino. Cuocere nel forno preriscaldato a 180°C per 20 minuti; guarnire con il formaggio svizzero.
5. Cuocere per altri 5 minuti o fino a doratura in superficie. Buon appetito!

Nutrizione: Calorie: 465 Grassi: 28,5 g Proteine: 45,4 g Carboidrati: 4,5 g Carboidrati netti: 4,2 g Fibre: 0,3 g

38. Pollo arrosto al formaggio

Tempo di preparazione: 15 minuti

Tempo di cottura: 10 minuti

Porzioni: 6

Ingredienti:

- 3 tazze di pollo arrosto tritato
- 2 tazze di formaggio Cheddar grattugiato
- 2 tazze bianche di formaggio Cheddar grattugiato
- 3 tazze di parmigiano grattugiato

Indicazioni:

1. Preriscaldare il forno a 200°C.
2. Assicurarsi di strofinare il burro o di spruzzare con uno spray da cucina antiaderente.
3. In una ciotola mettete tutto il formaggio e mescolare bene.
4. Scaldare nel forno a microonde il formaggio fino a quando non si scioglie.
5. Aggiungere il pollo e mescolare bene.
6. Mettere due cucchiai di pollo al formaggio in una pila sulla teglia. Assicurarsi di lasciare spazio tra le pile.
7. Cuocere per 4-6 minuti. Nel momento in cui diventano marrone dorato ai bordi, togliere.
8. Servire caldo.

Nutrizione: Calorie: 387 Grassi: 19,5 g Fibre: 4,1 g Carboidrati: 3,9 g Proteine: 14,5 g

39. Gulasch d'anatra speziato

Tempo di preparazione: 15 minuti

Tempo di cottura: 5 minuti

Porzioni: 2

Ingredienti:

- 2 fette (28 g) di pancetta tritate
- Cosce d'anatra da 227g senza pelle e disossate
- 2 tazze di brodo di pollo preferibilmente fatto in casa
- ½ tazza di coste di sedano tritate
- 2 gambi d'aglio verdi tritati
- 2 gambi di cipolla verde tritati
- 1 pomodoro maturo ridotto in purea
- Sale kosher per condire
- ¼ di cucchiaino di fiocchi di peperone rosso
- ½ cucchiaino di paprica ungherese
- ½ cucchiaino di pepe nero macinato
- ½ cucchiaino di semi di senape
- ½ cucchiaino di salvia
- 1 foglia di alloro

Indicazioni:

1. Riscaldare una pentola a fuoco medio-alto; una volta caldo, friggere la pancetta fino a renderla croccante o circa 3 minuti.

Aggiungere le cosce d'anatra e cuocere fino a quando non saranno più rosa.

2. Tritare la carne, eliminando la pelle e le ossa rimanenti. Quindi, riservare la pancetta e la carne.
3. Versare una spruzzata di brodo di pollo per sfumare la padella.
4. Ora, rosolare il sedano, l'aglio verde e le cipolle per 2-3 minuti, mescolando periodicamente. Aggiungere gli ingredienti rimanenti nella pentola, compresa la pancetta e la carne riservate.
5. Mescolare per amalgamare e abbassare la fiamma a un livello medio-basso. Lasciar cuocere, coperto, fino a quando tutto sarà ben riscaldato, circa 1 ora. Servire in ciotole individuali e buon appetito!

Nutrizione: Calorie: 364 Grassi: 22,4 g Proteine: 33,2 g Carboidrati: 5,1 g Carboidrati netti: 3,7 g Fibre: 1,4 g

RICETTE DI PESCE E FRUTTI DI MARE

40. Involtini di lattuga al pollo

Tempo di preparazione: 15 minuti

Tempo di cottura: 15 minuti

Porzioni: 1

Ingredienti:

- 1 cespo di lattuga iceberg senza il torsolo e le foglie esterne
- 1 cucchiaio di maionese
- fette di petto di pollo o di tacchino biologico
- 2 strisce di pancetta cotte e tagliate a metà
- Pomodoro (solo 2 fette)

Indicazioni:

1. Rivestire la superficie di lavoro con una grande fetta di carta forno.
2. Fare uno strato con 6-8 grandi foglie di lattuga al centro del foglio per formare una base di circa 22-25 cm.
3. Distribuire la maionese al centro e adagiarla con pollo o tacchino, pancetta e pomodoro.
4. Partendo dall'estremità più vicina, arrotolare la pellicola come un rotolo di gelatina, con la carta forno come guida. Tenerlo stretto e, a metà, arrotolare le estremità dell'involucro.

5. Quando è completamente avvolta, arrotolarla con il resto della carta forno e tagliarla a metà con un coltello.

Nutrizione: Calorie: 179 Grassi: 4,1 g Fibre: 9,7 g Carboidrati: 1,3 g Proteine: 8,5 g

41. Insalata BLT

Tempo di preparazione: 15 minuti

Tempo di cottura: 0 minuti

Porzioni: 4

Ingredienti:

- 2 cucchiai di grasso di pancetta sciolto
- 2 cucchiai di aceto di vino rosso
- Pepe nero appena macinato
- 4 tazze di lattuga sminuzzata
- 1 pomodoro tritato
- pancetta affettata cotta e tritata
- 2 uova sode tritate
- 1 cucchiaio di semi di girasole non salati tostati
- 1 cucchiaino di semi di sesamo tostati
- 1 petto di pollo cotto affettato (facoltativo)

Indicazioni:

1. In una ciotola media, sbattere insieme il grasso di pancetta e l'aceto fino a quando non saranno emulsionati. Condire con pepe nero.
2. Aggiungere il pomodoro e la lattuga nella ciotola e condire le verdure con il condimento.

3. Dividere l'insalata in 4 piatti e guarnire ciascuno con la stessa quantità di pancetta, uova, semi di girasole, semi di sesamo e pollo (se utilizzato). Servire.

Nutrizione: Calorie: 287 Grassi: 9,4 g Fibre: 11 g Carboidrati: 3,8 g Proteine: 9,9 g

42. Avocado ripieno di granchio

Tempo di preparazione: 20 minuti

Tempo di cottura: 0 minuti

Porzioni: 2

Ingredienti:

- 1 avocado sbucciato, tagliato a metà nel senso della lunghezza e snocciolato
- ½ cucchiaino di succo di limone appena spremuto
- 100g polpa di granchio Dungeness
- ½ tazza di crema di formaggio
- ¼ tazza di peperone rosso tritato
- ¼ di tazza di cetriolo inglese sbucciato e tritato
- ½ scalogno tritato
- 1 cucchiaino di coriandolo tritato
- Un pizzico di sale
- Pepe nero appena macinato

Indicazioni:

1. Spennellare i bordi tagliati dell'avocado con il succo di limone e mettere le metà da parte su un piatto.
2. In una ciotola o in un contenitore, mettere la polpa di granchio, la crema di formaggio, il peperoncino, il cetriolo, lo scalogno, il coriandolo, il sale e il pepe, mescolare bene.
3. La miscela di granchio verrà quindi divisa tra gli avocado.

Nutrizione: Calorie: 239 Grassi: 11,4 g Fibre: 8,1 g Carboidrati: 3,8 g Proteine: 5,9 g

43. Formaggio e halloumi grigliato con uova

Tempo di preparazione: 15 minuti

Tempo di cottura: 10 minuti

Porzioni: 4

Ingredienti:

- 4 fette di formaggio halloumi
- 3 cucchiaini olio d'oliva
- 1 cucchiaino miscela di condimenti greci essiccati
- 1 cucchiaio olio d'oliva
- uova sbattute
- ½ cucchiaino sale marino
- ¼ cucchiaino fiocchi di peperone rosso tritati
- 1½ tazze di avocado snocciolate e affettate
- 1 tazza di pomodorini tagliati a metà
- 4 cucchiai noci pecan tritate

Indicazioni:

1. Preriscaldare la griglia a una temperatura media.
2. Posizionare l'halloumi al centro di un foglio di alluminio resistente.
3. Cospargere di olio l'halloumi e applicare la miscela di condimento greco.
4. Chiudere la pellicola per creare un pacchetto.
5. Grigliare per circa 15 minuti, quindi tagliare in quattro pezzi.

6. In una padella, scaldare un cucchiaio d'olio e cuocere le uova.
7. Mescolare bene per creare una cagliata grande e morbida, condire con sale e pepe.
8. Mettere le uova e il formaggio grigliato su una ciotola da portata.
9. Servire insieme a pomodori e avocado, decorati con noci pecan tritate.

Nutrizione: Calorie: 219 Grassi: 5,1 g Fibre: 4,9 g Carboidrati: 1,5 g Proteine: 3,9 g

44. Insalata cremosa di cavolo nero

Tempo di preparazione: 15 minuti

Tempo di cottura: 0 minuti

Porzioni: 3

Ingredienti:

- 1mazzetto di spinaci
- 1½ cucchiai di succo di limone
- 1 tazza di panna acida
- 1 tazza di macadamia arrosto
- 2 cucchiai di olio di semi di sesamo
- 1½ spicchio d'aglio tritato
- ½ cucchiaino di pepe nero
- ¼ cucchiaino di sale
- 2 cucchiai di succo di lime
- 1 mazzetto di cavolo nero
- Condimenti:
- 1½ avocado a dadini
- ¼ tazza di noci pecan tritate

Indicazioni:

1. Prima di tutto, confermare di avere tutti gli ingredienti disponibili. Tritare il cavolo e lavarlo, quindi rimuovere le costole.
2. Ora trasferire il cavolo nero in una ciotola grande.

3. Aggiungere panna acida, succo di lime, macadamia, olio di semi di sesamo, pepe, sale, aglio.
4. Infine, mescolare accuratamente. Completare con l'avocado e noci pecan. Servire e gustare.

Nutrizione: Calorie: 291 Grassi: 5,1 g Fibre: 12,9 g Carboidrati: 4,3 g Proteine: 11,8 g

RICETTE DI INSALATE

45. Insalata messicana di uova e avocado

Tempo di preparazione: 15 minuti

Tempo di cottura: 10 minuti

Porzioni: 2

Ingredienti:

- 4 uova grandi
- ½ tazza di formaggio grattugiato, diviso
- 1jalapeño
- 1 avocado dimezzato
- Sale rosa dell'Himalaya
- Pepe nero appena macinato
- 2 cucchiai di coriandolo fresco tritato

Indicazioni:

1. Preriscaldare il forno a 180°C.
2. Foderare una teglia con carta da forno o un tappetino da forno in silicone.
3. In una casseruola media, coprire le uova con l'acqua. Mettere a fuoco alto e portare l'acqua a ebollizione. Una volta che bolle, spegnere il fuoco, coprire e lasciare sul fuoco per 10-12 minuti.

4. Usare una schiumarola per rimuovere le uova dalla padella e passarle sotto l'acqua fredda per 1 minuto, o immergerle in un bagno di ghiaccio.
5. Picchiettare delicatamente i gusci e sbucciarli. (Eventualmente far scorrere l'acqua fredda sulle mani mentre si tolgono i gusci.)
6. Mentre le uova stanno cuocendo, mettere 2 mucchietti (¼ di tazza) di formaggio grattugiato sulla teglia preparata e cuocere per circa 7 minuti, o fino a quando i bordi non sono dorati e la parte centrale non si è completamente sciolta.
7. Togliere le scaglie di formaggio dal forno e lasciar raffreddare per 5 minuti; saranno flosci quando usciranno per la prima volta, ma diventeranno croccanti quando si raffredderanno.
8. In una ciotola media, tritare le uova sode.
9. Tagliare il gambo, le costolette, i semi e tagliare a dadini il jalapeño e aggiungerlo alle uova.
10. Schiacciare l'avocado con una forchetta. Condire con sale e pepe rosa dell'Himalaya. Aggiungere l'avocado e il coriandolo alle uova e mescolare per amalgamare.
11. Disporre le patatine di formaggio su due piatti, guarnire con l'insalata di uova e servire.

Nutrizione: Calorie: 360 Grassi: 28,9 g Proteine: 20,9 g Carboidrati: 8,0 g Carboidrati netti: 2,9 g Fibre: 5,1 g

46. Insalata caprese

Tempo di preparazione: 15 minuti

Tempo di cottura: 0 minuti

Porzioni: 5

Ingredienti:

- 2 pomodori medi ciascuno tagliato in 5 fette
- Sale grosso qb
- 170 g di mozzarella fresca tagliata in 10 fette
- 2 avocado tagliati in 30 fette sottili
- 3-4 foglie di basilico grandi tritate, più foglie aggiuntive per guarnire
- ¼ di tazza di olio extravergine di oliva o olio di avocado
- 1 lime dimezzato
- Pepe nero macinato
- Condimento italiano (opzionale)

Indicazioni:

1. Adagiare le fette di pomodoro su un piatto da portata e cospargere di sale. Sopra ogni pomodoro, impilare una fetta di mozzarella, 3 fette di avocado e un po' di basilico tritato.
2. Condire con l'olio e spremere un po' di succo di lime sopra.
3. Cospargere di pepe e condimento italiano, se lo si utilizza. Guarnire ogni pila con una foglia di basilico, se lo si desidera.

Nutrizione: Calorie: 284 Grassi: 25,7 g Proteine: 7,5 g Carboidrati: 8,0 g Carboidrati netti: 3,5 g Fibre: 4,5 g

DOLCE

47. Torta al cioccolato

Tempo di preparazione: 15 minuti

Tempo di cottura: 1 ora

Porzioni: 6

Ingredienti:

- ½ tazza di cioccolato fondente
- 2 cucchiaini di polvere di Stevia
- 2 tazze di crema al latte di cocco
- 1 cucchiaio di acqua di cocco
- 1½ tazze di nocciole tostate tritate
- Pizzico di sale
- 1 cucchiaino di estratto di vaniglia
- 2½ cucchiai d'acqua
- 3 cucchiai di olio di cocco
- 1 cucchiaio di semi di lino
- 1 cucchiaino di polvere di Stevia
- 1½ tazze di farina di mandorle

Indicazioni:

1. Preriscaldare il forno a 175°C. Coprire la teglia con carta da forno. Mescolare gli ingredienti secchi in una ciotola.

2. Unire i semi di lino e l'acqua in un'altra piccola ciotola e mettere da parte. Lasciare che i semi diventino densi.
3. Versare la miscela di lino e l'olio di cocco sciolto sugli ingredienti secchi e mescolare bene. Premere con decisione l'impasto nella base dello stampo.
4. Pungere la crosta con una forchetta. Cuocere la crosta per circa 15 minuti fino a quando non è soda e leggermente dorata. Mettere da parte per far raffreddare.
5. Mettere le nocciole tostate in un frullatore, frullare fino a quando l'olio non viene rilasciato e si ottiene lo stato liquido.
6. Aggiungere il cioccolato fuso e il sale. Miscelare. Mettere la crema di cocco in un'altra ciotola. Aggiungere la vaniglia, 1 cucchiaio di acqua di cocco e il dolcificante.
7. Sbattere la panna con il frullatore a immersione per 60 secondi, o più finché non diventa morbida e spumosa.
8. Mescolare delicatamente la panna con il composto di cioccolato.
9. Assaggiarlo e aggiungere un po' di dolcificante se necessario.
10. Versare il ripieno sulla crosta. Congelare per 2 ore fino a quando la miscela non è pronta.

Nutrizione: Calorie 126 Grassi 11 Fibre 3 Carboidrati 3 Proteine 9

48. Muffin ai mirtilli Keto

Tempo di preparazione: 15 minuti

Tempo di cottura: 1 ora

Porzioni: 6

Ingredienti:

- 1 bastoncino / ½ tazza / 113 grammi di burro
- 1 cucchiaino di vaniglia
- 8 cucchiai di formaggio fresco
- 1 tazza di fibre di cocco
- ¼ cucchiaino di gomma da Xanthan
- 2 cucchiaini di bicarbonato di sodio
- ⅛ cucchiaino di cannella
- ½ cucchiaino di sale
- Ingredienti bagnati
- 6 uova medie
- ½ tazza di panna
- ¾ tazza di mirtilli
- 4 cucchiaini di caffè

Indicazioni:

1. Mescolare burro, vaniglia e crema di formaggio in una ciotola, aggiungere 2 uova e sbattere di nuovo il composto. Ora aggiungere ⅓ degli ingredienti secchi e mescolare bene.

Aggiungere altre 2 uova e metà degli ingredienti secchi e sbattere di nuovo il composto.

2. Ora aggiungere le ultime 2 uova e il resto degli ingredienti secchi e mescolare bene. Finire il composto aggiungendo panna e mescolare bene fino a completo incorporamento.
3. Aggiungere i frutti di bosco e mescolare di nuovo. Ora riempirli nei contenitori per muffin e infornarli per 30 minuti a 200°C. I muffin sono pronti.

Nutrizione: Calorie 234 Grassi 12 Fibre 3 Carboidrati 2,3 Proteine 19

49. Formaggio Brie al forno Keto

Tempo di preparazione: 15 minuti

Tempo di cottura: 1 ora

Porzioni: 8

Ingredienti:

- 2 tazze di Brie o formaggio Camembert
- 1 cucchiaio
- sull'olio d'oliva
- 15 noci pecan o noci
- sale e pepe
- 1 spicchio d'aglio
- 1 cucchiaio di rosmarino fresco

Indicazioni:

1. Preriscaldare il forno a 200°C. Disporre il formaggio su una teglia rivestita con carta da forno o in una piccola padella antiaderente. Tritare l'aglio, le noci e le erbe aromatiche. Mescolare i tre con olio d'oliva. Salare e pepare.
2. Mettere il composto di noci sul formaggio e cuocere per 10 minuti, o fino a quando il formaggio non è tiepido e morbido e le noci sono tostate. Servire caldo o tiepido.

Nutrizione: Calorie 127 Grassi 13 Fibre 3.8 Carboidrati 4 Proteine 12

50. Dolce alla vaniglia cheto

Tempo di preparazione: 15 minuti

Tempo di cottura: 2 ore

Porzioni: 8

Ingredienti:

- 2 tazze di farina di mandorle
- 1 cucchiaino di estratto di vaniglia
- ½ tazza di burro
- 1 tazza di panna acida
- 1 tazza di eritritolo
- 50g / 4 cucchiai di crema di formaggio
- 2 cucchiaini di lievito per dolci
- 4 uova grandi

Indicazioni:

1. Preriscaldare il forno a 180°C. Imburrare generosamente in una padella da 22 cm, mettere da parte.
2. Unire la farina di mandorle e il lievito in una grande ciotola, mettere da parte. Tagliare il burro in diversi quadratini e metterlo in una ciotola a parte, aggiungere la crema di formaggio
3. Scaldare nel forno a microonde il burro e la crema di formaggio per 30 secondi. Fare attenzione a non bruciare la crema di formaggio. Mescolare questi ingredienti fino a ottenere un composto omogeneo. Aggiungere l'eritritolo, l'estratto di

vaniglia e la panna acida alla miscela di burro e crema di formaggio. Mescolare bene.

4. Versare gli ingredienti bagnati in una grande ciotola di farina di mandorle e bicarbonato di sodio. Mescolare bene.
5. Aggiungere le uova all'impasto. Mescolare bene. Mettere l'impasto nella teglia imburrata e infornare per 50 minuti.
6. Per ottenere i migliori risultati, lasciare raffreddare completamente la torta per almeno 2 ore, preferibilmente durante la notte. Se si rimuove troppo presto, potrebbe collassare un po'.

Nutrizione: Calorie 334 Grassi 12 Fibre 6.8 Carboidrati 3 Proteine 8

CPSIA information can be obtained
at www.ICGtesting.com
Printed in the USA
LVHW080251220521
688193LV00009B/483